ANATOMIE COMPARÉE.

DÉDIÉ

AUX ARTISTES,

par

Félix HÉBERT.

Déposé.

Imp. A. Bosc, R. Mayer, 8, Paris.

ANATOMIE COMPARÉE.

DÉDIÉ

AUX ARTISTES,

par

Félix HÉBERT.

Anatomie comparée.

AVIS.

J'ai pensé qu'il fallait pour faciliter l'étude de l'Anatomie donner quellegues explications sur l'écorché que j'offre au public ; c'est pourquoi j'ai joint un précis extrêmement court à ma description sur la composition du corps humain ; ma profession d'artiste m'a obligé de rechercher les causes et l'emploi des muscles qui servent aux mouvements des membres du corps, sans cette connaissance il est impossible à l'artiste de pouvoir raisonner ; et le travail qu'il fait n'est point compris dans l'étude mais dans la routine ; je pourrais cependant pénétrer dans quelques détails qui montreraient que l'Anatomie n'est pas seulement faite pour nous puisqu'on fait aussi celle des plantes et des animaux, c'est pourquoi j'ai dit que l'Anatomie devrait faire partie de l'instruction secondaire.

Chose que l'homme devrait savoir serait de connaître l'organisation de son corps. Pour faire de l'Anatomie il faut disséquer c'est-à-dire mettre à découvert toutes les parties qui forment le corps de l'homme.

1º La peau qui lui sert d'enveloppe:

2º L'ostéologie qui forme le squelette;

3º La sarcologie qui traite les parties molles;

Savoir:

La myologie, ou traité des muscles.

L'angiologie, les vaisseaux qui contiennent le sang.

La neurologie, qui traite des nerfs.

La splanchologie, qui montre les viscères.

L'adénologie, qui traite des glandes.

NOM DES MUSCLES.

LE CORPS VU DU DEVANT.

A | Sternoyïde.
B | Mastoïde.
C | Trapèze.
D | Deltoïde.
E | Pectoral.
F | Sternum ou brocher.
G | Grand dentelé.
H | Oblique externe.
I | Droit.
J | Oblique interne.

LE CORPS VU DU DOS.

K | Portion de l'oblique externe.
L | Grand fessier
M | Portion du 2me fessier.
N | Très-large.
O | Abaisseur propre.
P | Sous épineux.
Q | Insertion du trapèze.
R | Sus-épineux.
S | Origine du trapèze.

NOM DES MUSCLES

T Portion du mastoïde.

DES BRAS.

1 Extenseur supérieur du carpe.
2 Extenseur du pouce.
3 Long suprimateur du rayon.
4 Extenseur des doigts.
5 Extenseur du petit doigt.
6 Extenseur inférieur du carpe.
7 Fléchisseur inférieur du carpe.
8 Palmaire.
9 Fléchisseur supérieur du carpe.
10 Rond pronateur du rayon.
11 Biceps.
12 Brachial.
13 Les extenseurs du coude.
14 L'union des deux sus dits extenseurs
15 L'os du coude sans chair.

DES JAMBES.

A Triceps.
B Couturier.
C Droit.

D	Membraneux.
E	Vaste externe.
F	Grelle.
G	Vaste interne
H	Portion du couturier.
I	Portion crural.
J	Éperonnier.
K	Extenseurs des orteils.
L	Gemeau externe.
M	Cheville ou malléole externe.
N	L'anneau sous lequel passent les muscles.
O	Gemeau interne.
P	Portion du solaire.
Q	Fléchisseur des orteils.
R	Biceps.
S	Demi-nerveux.
T	Demi-membraneux.
U	Portion du membraneux.
V	Cheville ou malléole interne.
X	Tendon.
Y	L'os de la jambe sans chair.

Z Jambier antérieur. 6

DÉSIGNATION ET OFFICE.

LE CORPS VU DU DEVANT.

A sternoyïde vient du Sternum et va s'insérer à l'osyoïde appelé vulgairement morceau d'Adam (il sert aux mouvements de l'osyoïde et le tire en bas)

B mastoïde vient du Sternum et d'une partie de la clavicule et va s'insérer dans l'os de la tempe.

C trapèze prend son origine du derrière de la tête de toutes les vertèbres du col et des neuf épines supérieures des vertèbres du dos, il va s'insérer tout le long de l'épine de l'omoplate un peu au-dessous de la clavicule. (Ce muscle sert à fortifier les actions de quelques autres qui sont dessous lui. Il relève l'omoplate avec le releveur propre; il la tire droit en arrière et la baisse tout seul.)

D deltoïde vient d'une grande partie de la clavicule et de toute l'épine de l'omoplate va par dessus la jointure du bras finir à la partie supérieure et postérieure de l'os du bras (ce muscle sert à élever le bras.)

E pectoral prend son origine de presque tout le sternum et de la 6me 7me et quelques fois la 8me côte va finir à l'os du bras entre le deltoïde et le biceps (il amène le bras vers l'estomac :)

F sternum ou brochet os de la poitrine que l'on divise en 7 et d'autres en 4 et 5 ses divisions s'unissent par l'âge et ne font à la fin qu'un seul os, cet os est toujours sans chair.

G grand dentelé prend son origine de toute la partie intérieure de la base de l'omoplate et va transversalement s'insérer aux 8 côtes supérieures et quelques fois à la 9me il se joint avec le muscle oblique externe par digitation c'est-à-dire comme des doigts qui s'entre-serrent les uns dans les autres.

H oblique externe vient de la 6me ou 7me côte du thorax joignant le grand dentelé par digitation et va s'insérer à la côte extérieure de l'os des iles et de l'os pubis (ce muscle sert à la respiration)

I droit prend son origine à l'os pubis et va s'insérer à côté du cartilage xiphoïde (c'est ce nerf qui soutient le corps lorsqu'il est courbé devant ou penché en arrière.)

J oblique interne vient de l'os des iles et des vertèbres des lombes, il s'insère aux fausses côtes intérieurement et par une large membrane va finir par dessous le droit (ce muscle a la même action que l'oblique externe et il contribue tous deux à maintenir le corps comme le droit)

LE CORPS VU DU DOS

L grand fessier vient de tout l'os sacrum et de la partie latérale et postérieure de l'os des iles et va par ses filets oblique s'insérer quatre doigts au-dessous du grand trocanter et il couvre le petit fessier et une partie du moyen (il y a trois fessiers qui tous étendent la cuisse.)

M très-large vient de l'os sacrum et de la tête supérieure de l'os des iles de toutes les vertèbres des lombes et de 6 ou 7 vertèbres inférieures du dos passe d'un côté par dessus l'angle inférieur de l'omoplate où il s'attache en passant et va trouver l'os du bras se joignant avec l'abaisseur propre (il tire le bras en arrière et en bas obliquement du côté de son principe inférieur.)

O abaisseur propre, prend son origine de la côte inférieure de l'omoplate et va s'insérer à l'os du bras avec le très large ils ne font tous deux qu'un même tendon (il sert à baisser le bras.)

P sous épineux vient de la partie externe de la base de l'omoplate qui est depuis l'épine jusqu'à l'angle inférieur et remplissant la cavité sous-épineuse va s'insérer à la partie supérieure et extérieure de l'os du bras (il tire l'os du bras en bas avec l'abaisseur propre et le très-large.)

R sus-épineux naît de la partie externe de la base de l'omoplate qui est depuis l'angle supérieur jusqu'à l'épine et remplissant par son corps toute la cavité épineuse passant par dessous l'acromium va s'insérer à la partie supérieure et antérieure de l'os du bras. (il a pour office de tirer le bras en haut avec le deltoïde.)

DES BRAS.

1 extenseur supérieur du carpe vient du dessous de la tête externe de l'os du bras et va à 2 ou 3 os du métacarpe. il sert à étendre le bras.)

2 extenseur du pouce, ce muscle est double et vient d'environ le milieu de l'avant bras et va s'insérer obliquement aux jointures du pouce (son nom explique son office.)

3 long supinateur du rayon vient de la partie inférieure du bras et s'en va à la partie inférieure du rayon (il tourne le bras en haut vers le ciel.)

7 fléchisseur inférieur du carpe vient de la tête interne de l'os du bras et va en descendant le long de l'os du coude finir au 4me os du métacarpe qui est au dessous du petit doigt, (ce muscle explique son office.)

8 palmaire vient de la tête interne de l'os du bras et va dans la pomme de la main se distribuer aux quatre doigts (il sert à fléchir les doigts.)

9 fléchisseur supérieur du carpe vient de la tête interne de l'os du bras et va montant obliquement par dessus l'os du rayon et finit au 1er os du métacarpe qui soutient le pouce.

10 rond pronateur du rayon vient de la tête interne de l'os du bras et va obliquement s'insérer à la partie interne du rayon (il tourne le bras du côté de la terre.)

11 biceps ce muscle vient de l'emboiture de l'omoplate de part et d'autre et va s'inserer au commencement du radius il fléchit l'avant-bras.)

12 brachial prend son origine au commencement ; ou environ de l'os du bras y étant fortement attaché et va s'insérer par dessous le biceps et la partie supérieure de l'os du coude (il fléchit l'avant bras avec le biceps.)

DES JAMBES.

A triceps vient de l'os pubis et de l'os ischium et va s'insérer au dedans de l'os de la cuisse (il sert à tourner la cuisse en dedans.)

B couturier vient de l'épine de l'os des iles et va s'insérer obliquement à la partie extérieure de l'os de la jambe (ce muscle fait tourner la jambe en dedans et l'amène sur l'autre en forme de croix.)

C droit vient de l'os des iles et couvrant le crural il s'étend le long de la cuisse entre les deux vastes avec lesquelles il finit en developpant la rotule d'un fort tendon (C droit E vaste externe G vaste interne servent à étendre la jambe avec le crural.)

D membraneux vient de l'os des iles et finit par une membrane qui enveloppe tous les muscles qui couvrent la cuisse va finir sur ceux de la jambe (ce muscle est l'inverse du couturier car il sert à faire tourner la jambe en dehors.)

E vaste externe vient du grand trocanter et embrasse le genou de son tendon.

F grelle vient de la partie inférieure de l'os pubis étant large et délié à son origine va s'insérer au dedans de la jambe trois doigts au dessous de l'article.

G vaste interne prend son origine au petit trocanter et va envelopper le genou avec le droit et le vaste externe.

J éperonnier vient du haut et du milieu de l'os appelé éperonné et va sous le pied il est double d'origine et d'insertion (il sert à étendre le pied avec les gemeaux.)

K extenseur des orteils vient du haut de la jambe en se coulant dessous le jambier antérieur et continue son chemin entre le dit jambier et l'éperonnier pour aller trouver les orteils (ce muscle fléchit le pied et le tire en haut.)

L.O gemeaux externe et interne viennent des deux

têtes inférieures de l'os de la cuisse et vont avec le plantaire et le solaire composer un même tendon (ils servent à étendre le pied.)

R biceps vient de l'os ischium et va s'insérer à la partie externe de la jambe ce muscle est charnu et a deux têtes comme celui du bras.

S demi-nerveux vient du même lieu que le biceps étant fort nerveux rond et long et son corps étant charnu il va s'insérer au dedans de la jambe trois doigts au dessous de l'article.

T demi-membraneux son origine et son insertion sont les mêmes que le précédent (F grelle R biceps S demi-nerveux et T demi-membraneux, ces quatre muscles postérieurs de la cuisse servent à faire fléchir la jambe et tous les quatre ne font presque qu'une masse)

DES OS DU CORPS HUMAIN.

les os sont les principales parties c'est la charpente du corps humain c'est pourquoi il ne serait pas hors de propos de dire les principaux noms du squelette.

On divise le squelette ordinairement en 3 parties qui sont : 1re la tête 2me le tronc 3me les extrémités.

LA TÊTE.

On comprend dans la tête le col et les deux mâchoires 1 au dessus du nez l'os frontale ou coronal de chaque côté du nez, 2 l'os jugal sous le nez, 3 la mâchoire supérieure et plus bas le menton, 4 la mâchoire inférieure qui remue circulairement comme sur deux pivots, le col se compose de sept vertèbres.

LE TRONC.

Le tronc est divisé en trois parties : 1ère épine 2ème thorax 3e os sans nom. 1ère épine est composée de plusieurs os pour faciliter son mouvement ses extrémités sont du col au coccix. L'épine a plusieurs vertèbres dont il y a quatre noms différents, 1e le dos 2e lombes 3e os sacrum 4e coccix, le dos à 12 vertèbres lombes ou les reins en a 5 l'os sacrum 6 et 4 pour le coccix.

2e le thorax il est borné en haut par les clavicules et en bas par le cartilage xiphoïde ou fourchette et les fausses côtes, l'on peu regarder comme appartenant au thorax l'épaule omoplate ou palleron qui sert à l'articulation des clavicules, il y a 12 côtes de chaque côtés donc 7 vrais et 5 fausses. 3e os sans nom la base du tronc est un grand os qui n'ā pas de nom particulier cependant on le partage en trois le devant s'appelle os pubis à côté os des iles et derrière l'os ischium os de la fesse.

EXTRÉMITÉ.

Les bras. Le bras n'a qu'un os grand et gros dit humerus dont la partie inférieure a deux têtes en forme de poulie pour servir d'articulation ā l'os du coude. L'os du coude est accompagné d'un autre os appelé rayon l'os du coude sert ā la fléxion et l'extension du rayon sert ā tourner la main.

Ces deux os ensemble s'appelent l'avant-bras le poignet ou carpe ā 8 os et le métacarpe 4 os. Les 5 doigts se composent chacun de 3 os.

Les jambes. L'os de la cuisse appelé fémur est le plus grand de tout le corps il est vouté par devant et enfoncé par derrière pour la faciliter de s'asseoir, la tête supérieure de cet os se courbe avec son col du côté de l'os ischium oū elle va s'emboiter il y a en sa partie supérieure deux éminences: l'une extérieure et l'autre intérieure, celle qui est extérieure s'appellé grand trocanter et celle intérieure petit trocanter ā la partie inférieure l'os de la cuisse est très gros et a comme deux têtes. Entre l'os de la cuisse et la jambe il y a un os rond appelé rotule qui sert à empêcher les jambes de fléchir en devant.

Il y a deux os à la jambe comme à l'avant-bras le plus grand est appelé tibia ou os de la jambe et l'autre péroné ces deux os ont à leurs extrémités inférieures chacun une tête appelé malléole ou cheville.

PIEDS

Pour le pied l'os du talon n'étant pas articulé avec la jambe se lâche et s'abat un tant soit peu quand il ne pose pas à terre.

Le coudepied ou tarse se compose de 7 os y compris l'os du talon.

Après le coudepied vous avez le métatarse qui se compose de cinq os.

Et les cinq orteils qui se composent chacun de trois os.

Je ne donne ici qu'un simple aperçu des os du corps humain qui suffit je pense pour faire connaître les principaux os du squelette utile pour la désignation des muscles.

FIN.

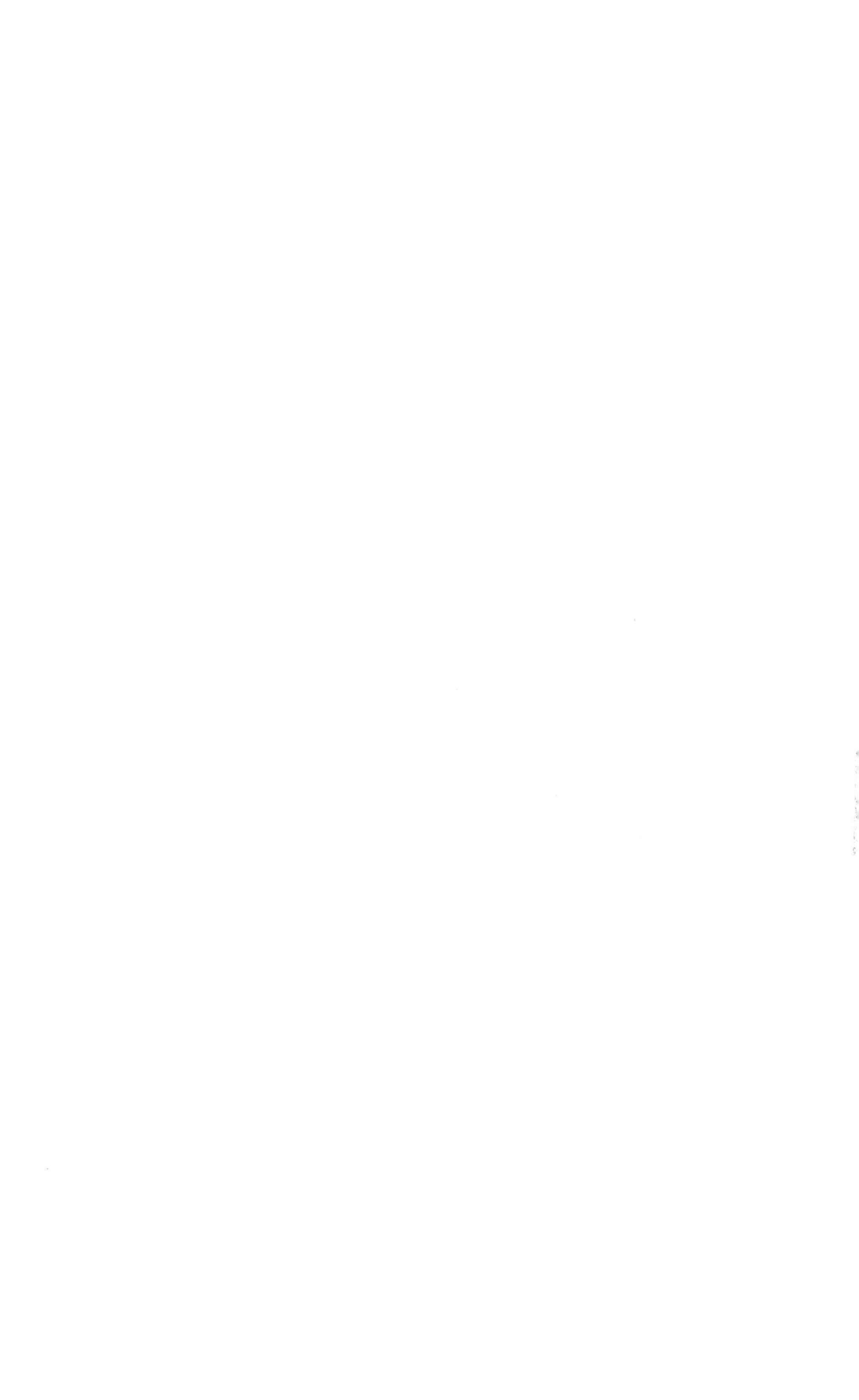

www.ingramcontent.com/pod-product-compliance
Ingram Content Group UK Ltd.
Pitfield, Milton Keynes, MK11 3LW, UK
UKHW022206190726
13855UKWH00004B/1644

9 782013 482820